AF502494

EXAMEN

DES

PERFECTIONNEMENTS RÉCENTS

DONT A ÉTÉ L'OBJET

L'OPÉRATION DE LA FISTULE VÉSICO-VAGINALE

SUIVI DES TROIS NOUVELLES OPÉRATIONS PRATIQUÉES AVEC SUCCÈS

PAR

M. LE Dr HERRGOTT

PROFESSEUR AGRÉGÉ DE LA FACULTÉ DE MÉDECINE DE STRASBOURG.

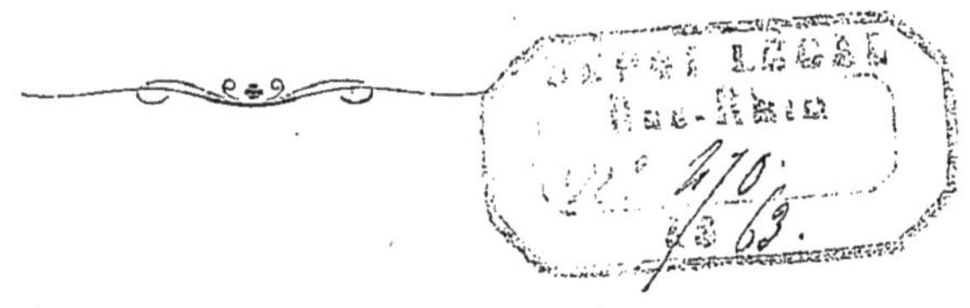

STRASBOURG

TYPOGRAPHIE DE G. SILBERMANN, PLACE SAINT-THOMAS, 3.

1863.

EXAMEN

DES

PERFECTIONNEMENTS RÉCENTS

DONT A ÉTÉ L'OBJET

L'OPÉRATION DE LA FISTULE VÉSICO-VAGINALE.

Depuis que nous avons publié nos premières observations de guérisons de fistules vésico-vaginales (voy. *Gazette médicale de Strasbourg*, avril 1858, Société de médecine ; séance du 4 mars 1858), d'importants travaux publiés sur cette opération ont réalisé de notables progrès dans cette branche de la chirurgie réparatrice. Il est intéressant d'y jeter un coup d'œil et de voir quels enseignements la pratique en a retirés. Deux chirurgiens français, MM. VERNEUIL et FOLLIN, le premier dans la *Gazette hebdomadaire* (janvier et février 1859), le second dans le journal qu'il dirige (*Archives générales de médecine*, mai et juin 1860), ont fait connaître au public médical français, les travaux des chirurgiens américains et anglais. Nous avons, dans un mémoire adressé à la Société de chirurgie (mars 1863), fait connaître les premiers travaux entrepris sur ce sujet par un chirurgien hollandais et les modifications apportées aux méthodes opératoires actuelles par les chirurgiens allemands, notamment par M. GUSTAVE SIMON, de Rostock, auteur de la méthode à *double suture*.

Il n'entre pas dans notre intention de faire une analyse détaillée de tous ces travaux : recherchant ici un but pratique plutôt qu'historique, nous suivrons dans les divers temps de l'opération les modifications les plus importantes qui y ont été recommandées.

Cette manière d'exposer, plus rapide, permettra néanmoins de rendre justice aux inventions réellement utiles et qui méritent d'être recueillies par la pratique ; on verra aussi quels sont les emprunts que nous leur avons faits dans nos dernières opérations, pratiquées depuis leur publication.

Les déchirures ou plutôt les pertes de substance qui peuvent survenir dans le canal génital à la suite d'un accouchement laborieux sont extrêmement variables en étendue et en importance: tantôt ce sera un simple pertuis, tantôt une fente; l'ouverture anormale de la vessie laissera passer une sonde ou bien un ou plusieurs doigts, même la main entière; cette ouverture siégera dans le canal de l'urèthre, dans le bas-fond de la vessie, ou près du col; la cavité vésicale pourra communiquer avec la cavité cervicale, avec la cavité utérine, le rectum etc.; le plus souvent elle sera accompagnée de brides cicatricielles qui déformeront plus ou moins le canal vaginal et lui enlèveront toute souplesse, toute extensibilité etc.; toutes ces circonstances si diverses ont nécessité une classification de ces désordres, à laquelle se rapportent des moyens curatifs divers. M. G. Simon (*Ueber die Operation der Blasen-Scheidenfisteln durch die blutige Nath* etc., v. Prof. Doct. Gust. Simon. Rostock 1862, in-8°) en a adopté une très simple qui nous paraît très-rationnelle et facile à saisir.

Il les divise de la manière suivante :

1° *Fistules vésico-vaginales proprement dites;* ce sont celles qui siégent sur la paroi vésico-vaginale depuis le canal de l'urèthre jusqu'au col, et dans lesquelles la suture nécessaire à la réunion n'intéressera que la paroi vésico-vaginale.

2° *Fistules vésico-utéro-vaginales superficielles* (Jobert). Elles siégent près du col; pour les guérir, la lèvre antérieure du col devra être comprise dans la suture (voy. notre obs. III).

3° *Fistules vésico-utéro-vaginales profondes* (Jobert). Elles siégent sur le col, dont la lèvre antérieure a été détruite : la lèvre postérieure devra être réunie avec la paroi antérieure du vagin, il en résultera une occlusion utérine du côté du vagin, qui fera communiquer la cavité utérine avec la cavité vésicale.

4° *Fistules vésico-utérines.* L'ouverture anormale de la vessie communique avec la cavité du col, le vagin est intact, l'écoulement anormal de l'urine se fait par l'orifice utérin.

L'occlusion de cet orifice est nécessaire pour guérir l'incontinence urinaire. Dans ce cas comme dans le précédent l'excrétion menstruelle se fera avec celle de l'urine.

5° *Pertes de substance de la vessie telles, qu'elles comprennent toute la paroi vaginale antérieure ;* elles rendent impossible toute réunion profonde. L'occlusion vaginale en avant de la perte de substance est le seul moyen de guérir l'incontinence urinaire.

L'opération de la fistule vésico-vaginale comprend trois temps principaux, qui sont : 1° la mise à nu de la fistule; 2° la suture des bords ; 3° le pansement. Chacun de ces temps est lui-même sous-divisé en plusieurs autres et demande à être minutieusement étudié dans ses moindres détails.

I. MISE A NU DE LA FISTULE. Pour rendre la fistule accessible à la vue et aux instruments, deux choses sont nécessaires: *a*) une situation qui permette cet accès ; *b*) des instruments qui découvrent la fistule là où elle se trouve, ou qui permettent de l'attirer hors des parties génitales.

a) Situation de la femme. M. JOBERT place ses opérées dans la situation dans laquelle on met les malades pour pratiquer la taille périnéale ; BACKER-BROWN les met sur les coudes et les genoux, il prétend y trouver des avantages ; d'autres les placent sur un des côtés.

Nous avons essayé de toutes ces positions pour la plupart de nos malades, et finalement nous avons donné la préférence à la situation sur le dos, mais disposée de manière à élever considérablement le pelvis par rapport au tronc et à rendre la vulve la partie la plus saillante du corps. Cette situation, que nous avions adoptée dès notre première opération, est aussi celle que préfère M. G. SIMON ; nous sommes heureux de voir un aussi habile opérateur avoir la même préférence que nous. Cette situation permet à la paroi vaginale antérieure de se présenter presque perpendiculairement à la vue et au toucher de l'opérateur; quand la paroi vaginale postérieure a été déprimée par les moyens que nous verrons plus bas, la paroi antérieure se découvre parfaitement. Cette position peut être supportée pendant longtemps et permet l'emploi des anesthésiques.

La situation sur les coudes et les genoux ne présente aucun de ces avantages, la paroi antérieure est horizontale ou inclinée en arrière; de plus, si elle se fait avec un appui sous le ventre, elle fatigue bientôt celui-ci; si elle se fait sans appui, la malade, fuyant de plus en plus l'instrument de l'opérateur, se trouve de suite dans une situation couchée sur le ventre qui oblige à chaque instant l'opérateur à arranger la position de l'opérée.

M. G. Simon, dans son dernier écrit (1862), a appelé la situation sur le dos avec élévation du pelvis *position pelvi-dorsale;* nous n'avons rien à objecter à cette dénomination.

b) *Instruments pour découvrir la fistule.* L'opération peut se faire sur place dans le canal vaginal, ou à ciel ouvert quand on a attiré la fistule hors de la vulve.

Pour mettre la fistule à nu, divers moyens ont été conseillés; M. Jobert recommande plusieurs crochets plats destinés à écarter les parois vaginales sur lesquelles ils sont appliqués; dès notre première opération nous avons été frappé de l'infidélité et de l'insuffisance de ces moyens, en même temps que de l'embarras que causent ces trois ou quatre mains auxquels sont confiés ces crochets; M. Deyber[1], avait imaginé un speculum destiné à déprimer la paroi vaginale postérieure seulement; cet instrument est fondé sur une idée très-juste, il a été néanmoins peu employé; vraiment on n'a pas rendu assez justice à ce trop modeste praticien : la grossière exécution de son ingénieuse pensée y a certes été pour quelque chose.

Les gouttières de Marion Sims et de Bozemann destinées à déprimer la paroi vaginale postérieure, que M. Follin a représentées dans son mémoire, fig. I, sont d'excellents instruments : le plus grand mérite que Marion Sims s'est acquis dans les perfectionnements apportés par lui à l'opération de la fistule vésico-vaginale, dit G. Simon, ne consiste pas dans l'emploi du fil d'argent, mais dans l'invention de ce speculum; nous le croyons aussi; nous avions dès 1859, par conséquent avant la publication en France des mémoires de M. Sims, fait confectionner un speculum spécial[2] agissant dans

---

[1] *Essai sur les fistules urinaires vaginales,* Strasbourg 1827, pl. II, fig. 5.

[2] Voy. obs. III, fig. II et III.

le même sens, mettant à nu parfaitement la paroi vaginale antérieure par une dépression énergique de la paroi postérieure, exerçant en outre, en raison de la largeur assez considérable de la gouttière, une tension suffisante sur les parties latérales pour n'exiger l'emploi d'aucun crochet latéral; nous croyons avoir dû à cet instrument la facile exécution de nos opérations, l'exactitude de la réunion et par conséquent une part de nos succès.

Le speculum figuré par M. G. SIMON dans son dernier ouvrage (voy. pl. III), plus large que celui de SIMS, se rapproche beaucoup de celui que nous employons.

Pour attirer la fistule à la vulve, JOBERT saisit le col avec des pinces de MUSEUX, détermine une descente artificielle et momentanée de l'utérus, renverse par conséquent le canal vaginal comme un doigt de gant qu'on retourne.

Je n'ai jamais pu déplacer ainsi l'utérus que j'ai toujours trouvé fixé par de nombreuses brides cicatricielles ou les résidus plastiques d'une irritation antérieure.

M. G. SIMON conseille de n'attirer l'utérus à la vulve que quand cet organe est parfaitement mobile, ce qui est la grande exception; quand un essai lui démontre que ce déplacement est facile, il passe deux fils forts dans le col moyennant lesquels il attire l'utérus au dehors, il confie ces fils à un aide; il n'est pas difficile de placer ces fils qui gênent beaucoup moins l'opérateur que la pince de MUSEUX.

II. SUTURE. Pour réunir deux parties vivantes il faut mettre à vif deux surfaces et les maintenir en contact pendant le temps nécessaire à la formation de la substance plastique capable de les maintenir agglutinées.

La suture comprend donc deux temps distincts, a) l'avivement et b) la réunion.

a) *Avivement.* Depuis HEINRICH VAN ROONHUISEN, qui le premier en 1663 décrivit l'opération, jusqu'aux opérateurs anglais et américains, tous conseillent en pratiquant l'avivement de ne toucher que le moins possible à la muqueuse vésicale; les Américains vont plus loin, ils conseillent de ne pas y toucher, d'aviver aux dépens de la muqueuse vaginale seulement, et d'aviver largement pour constituer des surfaces d'agglutinations larges, afin d'avoir une digue plastique épaisse à opposer au flot de l'urine; un seul chirurgien fait

exception à cette unanimité de conseils; c'est M. G. Simon:
il distingue ce temps de l'opération en avivement *en entonnoir profond*, et en avivement *en entonnoir évasé;* dans le
premier on intéresse toute l'épaisseur de la cloison vésico-
vaginale, c'est-à-dire tous les tissus qui la constituent depuis la muqueuse vési-cale jusqu'à la muqueuse vaginale;
dans le second on n'enlève qu'une auréole de muqueuse vaginale à l'entour de l'ouverture anormale, en respectant le
liséré constitué par la muqueuse vésicale. Les avantages de
cette dernière manière de procéder sont si faciles à saisir,
sont si généralement adoptés en ce moment, qu'il convient
d'écouter l'auteur qui défend l'autre manière; il a pour l'ap-
puyer un nombre si considérable de succès (35 guérisons
complètes sur 40 femmes opérées) que sa parole acquiert
dans ces cas une autorité incontestable. Voici ses paroles
(ouvr. cité, p. 68) :

« Mon expérience me fait préférer l'avivement de la fistule
« en entonnoir aigu, puisque cet avivement est analogue à
« celui qu'on pratique dans toutes les autoplasties.

« De cette manière on avive dans des parties saines et on
« enlève tout le tissu cicatriciel du bord fistuleux, on tra-
« verse toute l'épaisseur de la cloison vésico-vaginale, on
« arrive jusque sur la muqueuse lâche de la vessie, fréquem-
« ment on intéresse celle-ci et on obtient un cône d'avive-
« ment dont la base est dans le vagin, le sommet dans la
« vessie, qui mesure de 6 à 8 millimètres de hauteur. Les
« autres opérateurs ménagent le plus possible les tissus,
« cherchent à ne pas augmenter la perte de substance. Mes
« efforts au contraire, dans cette autoplastie, où l'on n'obtient
« la guérison qu'au prix d'une réunion immédiate, tendent
« plus que dans les autres, à obtenir des bords avivés exempts
« de tissu inodulaire et parfaitement disposés pour la réu-
« nion. Dans les plus grandes fistules, je ne m'arrête pas
« dans la dissection des bords avant que tous les tissus ma-
« lades n'aient été enlevés, la perte de substance dût-elle
« être notablement agrandie; car comme le succès de l'o-
« pération ne dépend que de la préparation parfaite des bords
« à mettre en contact, en cas d'insuccès, les femmes ne per-
« dent néanmoins pas plus d'urine qu'auparavant. »

La comparaison que fait l'auteur un peu plus loin entre

l'avivement en entonnoir profond et l'avivement plat, met encore en relief les avantages suivants au profit du premier : quand on fait l'avivement d'une surface plane, on n'obtient qu'une adhésion restreinte de la partie mise en contact, et on forme nécessairement dans le vagin un pli transversal qui raccourcit la longueur de ce canal d'une quantité égale à la largeur de l'auréole d'avivement, tandis que dans l'avivement en entonnoir aigu les surfaces à mettre en contact et à y maintenir sont tout naturellement vis-à-vis l'une de l'autre.

Voici ce qu'on peut répondre à ceci : toutes ces dispositions dépendent de la laxité du vagin : si on a affaire à un vagin cloisonné et fixe, il supportera mal toute action qui imprimera le plus petit changement à la disposition des parties ; il faut donc dans ce cas opérer de façon à exercer le moins de mouvements dans les parois du canal ; si au contraire celui-ci est lâche, on peut, sans opérer de traction sensible, rapprocher des surfaces largement avivées, c'est ce que nous avons fait avec succès dans la cinquième observation où nous nous sommes rigoureusement conformé aux préceptes de la méthode américaine. Une seule chose reste donc inattaquable dans les conseils du chirurgien de Rostock, c'est la nécessité de bien disposer les surfaces avivées afin de pouvoir obtenir la réunion immédiate, sans exercer de violences sur les lèvres de la plaie ; quant au précepte d'enlever tout tissu inodulaire, il serait quelquefois fort difficile à suivre à la lettre, car on ferait de bien vastes pertes de substance. Le tissu inodulaire placé dans de très-bonnes conditions de réunion est susceptible d'adhérer ; nous avons pratiqué à la clinique une autoplastie avec des éléments cicatriciels, qui a bien réussi, grâce aux précautions prises pour éviter toute traction des tissus.

On a proposé pour pratiquer l'avivement divers instruments : des ciseaux longs, coudés et courbés sur le tranchant ; ces doubles courbures rendent le maniement de ces instruments assez difficile. BOZEMANN et BACKER-BROWN font usage de petits bistouris fins, G. SIMON d'un bistouri à double tranchant en fer de lance coudé ; j'ai employé des ténotomes dans toutes mes opérations, et quelquefois des ciseaux longs et fins courbés sur le plat ; SPENGLER a conseillé de *ruginer* seulement le trajet anormal pour n'enlever que la couche épithéliale, afin de ménager les tissus et de ne pas agrandir l'ouverture; nous avons employé une fois ce moyen[1] avec succès, mais il ne convient qu'à de très-petits trajets.

b) *Réunion*. Le plus grand obstacle au succès de toute opération autoplastique est sans contredit la tension dans les parties mises en contact; si on réunit des parties lâches on peut être presque sûr du succès, s'il existe de la traction dans les parties réunies, on peut être presque aussi sûr de l'insuccès, quelle que soit la partie du corps où l'opération ait été pratiquée. Eviter la tension des lèvres de la plaie a donc toujours été la chose capitale de l'opération; les moyens pour y arriver ont été variés. M. JOBERT DE LAMBALLE a recommandé dans ce but les incisions parallèles aux lèvres de la plaie; il a même détaché à une certaine hauteur la vessie de la matrice pour laisser *glisser* les parois du réservoir urinaire, l'une vers l'autre : il a créé ainsi une méthode particulière sous le nom d'*autoplastie par glissement*; les Américains multiplient considérablement les fils de suture, répartissent la traction sur un nombre considérable de points, qui individuellement n'ont plus à supporter que de petites fractions de l'effort total de réunion.

Dès 1851, M. G. SIMON a préconisé la double suture : la *suture de rapprochement* qui, saisissant les lèvres de la plaie au loin, les rapproche, et la *suture de réunion* qui assure leur contact exact. La première supporte l'effort de la tension, tandis que la seconde n'a plus qu'à maintenir en contact intime les lèvres de la plaie relâchées par la première; cette suture se fait sur deux rangs et à deux profondeurs différentes; elle peut être figurée ainsi :

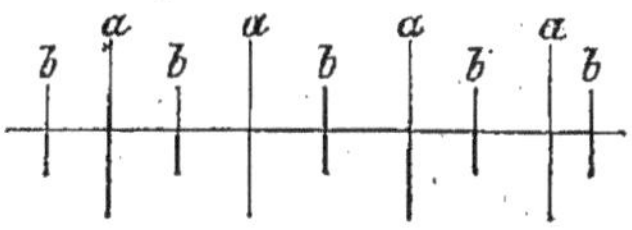

$$b \overset{a}{|} \quad b \overset{a}{|} \quad b \overset{a}{|} \quad b \overset{a}{|} \quad b$$

a sutures de rapprochement (*Entspannungsnath*); *b* sutures de réunion (*Vereinigungsnath*).

M. JOBERT traverse toute l'épaisseur de la cloison; M. G. SIMON la traverse également par la suture de rapprochement; les Anglais et les Américains, et M. G. SIMON dans la

---

[1] Troisième opération de l'obs. III.

suture de réunion, ne traversent pas la muqueuse vésicale.

Le matériel pour la suture n'a pas subi moins de modifications que le mode d'application.

M. JOBERT emploie de très-gros fils, de véritables petits lacets; les Américains n'emploient que des fils métalliques capillaires; M. G. SIMON n'emploie plus que des fils de soie fins et parfaitement lisses.

L'introduction des fils métalliques dans les opérations autoplastiques, notamment dans les opérations de fistules vésico-vaginales, a été accueillie avec une grande faveur; il s'est trouvé des chirurgiens exaltés qui lui ont attribué exclusivement leurs succès, et MARION SIMS, un des grands prôneurs des fils capillaires en argent recuit, n'a pas craint de dire que l'introduction dans la pratique chirurgicale des fils d'argent est le plus grand progrès de la chirurgie au dix-neuvième siècle. Or voici qu'un des opérateurs les plus heureux préfère les fils de soie dans les opérations de fistules vésico-vaginales, et cela non par des vues théoriques, mais après une pratique longue et un nombre considérable de faits très-graves et fort curieux et des expérimentations directes entreprises, non sur des animaux, mais sur l'homme. Il résulte de cette enquête que si la diversité des fils employés dans les sutures exerce en effet une notable influence sur la suppuration des trajets qu'ils parcourent, elle dépend bien moins de la nature du fil que de la grosseur de celui-ci et du poli de sa surface; ce qui ramène à la loi du séjour de ces corps étrangers dans l'économie et à ce que la constante expérience a démontré depuis fort longtemps. Il n'y a pas de différence dans l'intensité de l'inflammation et de la suppuration des trajets parcourus par des fils métalliques et des fils de soie pendant les huit premiers jours; cependant, au bout de ce temps, les trajets des fils métalliques guérissent un peu plus vite. M. OLLIER, dans ses expérimentations, est arrivé à peu près au même résultat. La conclusion IV de son travail se résume ainsi[1] : « La raison « de la supériorité des fils métalliques paraît se trouver dans « leur finesse, la constance de leur volume et le poli de

---

[1] *Gaz. hebd.*, 1862, p. 362.

« leur surface.... » M. G. SIMON a expérimenté dans le but
de savoir ce qu'il fallait penser de la pénétrabilité des fils
par le pus, et il est arrivé à des résultats négatifs. En présence de ces faits, il est impossible d'attribuer aux fils métalliques, en tant que fils métalliques, une influence si considérable et si prépondérante sur le succès ; car ceux que
M. SIMON a obtenus l'ont été à la suite de sutures pratiquées avec des fils de soie. Nous avons employé les fils de
soie et les fils métalliques, et nous avons réussi avec les
deux.

Les aiguilles nécessaires au passage des fils ont subi plusieurs modifications ; on le comprend aisément, car elles
doivent avoir des longueurs et des courbures bien différentes, selon qu'on traverse toute l'épaisseur de la cloison
vésico-vaginale, ou qu'on en larde seulement la surface vaginale. Dans le premier cas elles doivent être très-courbes ;
dans le second, presque droites ; SIMPSON a imaginé une
aiguille tubulée qui permet au fil de passer aussitôt que la
pointe a traversé les tissus, ce qui simplifie considérablement ce temps de l'opération si difficile à exécuter. STARTIN
a modifié un peu cet instrument, en en conservant la disposition principale. Si on n'a pas recours à ces instruments
spéciaux, on emploie le porte-aiguille de ROUX, sur lequel
on monte l'aiguille appropriée à la suture ; dans la majeure
partie des cas on passe d'abord un fil de soie double, à
l'anse duquel on accroche le fil métallique, qu'on passe après
le fil de soie en tirant simplement sur lui.

Quand on emploie, pour faire la suture, des fils orga-
niques, il n'y a qu'à faire un nœud pour les fixer, et, dans
ce cas, le nœud de FERGUSSON pour la staphyloraphie est le
plus avantageux de tous ; rappelons ici qu'il consiste à faire
un simple nœud lâche à un des bouts du fil, à y passer
l'autre, à serrer le premier de sorte que le second glisse
avec frottement dans le nœud, ce qui permet de donner le
degré de constriction voulu et laisse le temps de fixer cette
anse par un second nœud fait avec les deux bouts du fil. Rien
de plus simple et de plus avantageux que ce petit perfectionnement, qui fait disparaître d'incroyables difficultés
dans l'exécution de cette petite partie de l'opération. Il faut
avoir éprouvé ces difficultés et les ennuis de la formation

d'un nœud dans le fond d'une cavité humide et glissante pour apprécier à sa valeur l'idée si simple de Fergusson.

Les fils métalliques ne peuvent pas être réunis par un nœud; les moyens pour les fixer ont été variés, mais ils se réduisent à deux principaux : ils sont tordus l'un sur l'autre comme les fils de fer de la bouteille de Champagne, moyennant un petit instrument inventé par Coghill et recommandé par Simpson, qui consiste en une tige terminée par un petit renflement percé de deux trous, dans lesquels on engage chacun des fils et qu'on pousse ensuite jusque sur la plaie, où on lui fait exécuter deux ou trois tours sur lui-même; ou bien on forme l'anse en engageant les deux fils dans un trou se trouvant dans une petite plaque appliquée perpendiculairement à l'extrémité d'une tige (cet instrument est appelé *refouloir*); puis on glisse sur les deux fils réunis un grain de plomb percé qu'on écrase avec une pince plate, comme les douaniers écrasent la balle de plomb sur la corde qui entoure les paquets qui ne doivent être ouverts qu'à une destination désignée. Le petit grain de plomb ne conserve que l'empreinte des dents de la pince plate, la balle celle de l'administration; les deux sont fixés avec solidité et ne permettent l'ouverture de l'anse que par la section de celle-ci. A ces moyens de constriction du fil métallique on a ajouté une foule de prétendus perfectionnements, des plaques de plomb simples ou doubles etc., qui ne m'ont paru avoir aucune utilité et qui ne sont peut-être pas étrangères aux insuccès que j'ai vu arriver à la suite d'opérations faites de main de maître. Quand on veut ne pas étreindre dans une anse les tissus rapprochés, mais faire une espèce de suture enchevillée, on peut appliquer de chaque côté du fil un grain de plomb; on a ainsi une espèce de suture qui, dans ces derniers temps, a été décrite par M. Horand sous le nom de *suture moniliforme* (en forme de collier ou de chapelet, *monile, collier*)[1].

III. Traitement consécutif. Le traitement consécutif n'est pas la partie la moins importante ni la moins astreignante de la cure des fistules vésico-vaginales. Les modifications qu'on y a imprimées sont de deux espèces : les unes ont simple-

---

[1] *Bulletin général de thérapeutique*, t. LXIV, p. 61, 113, 207.

ment perfectionné le traitement généralement adopté ; M. G. Simon y a apporté une réforme radicale.

Deux choses préoccupent les chirurgiens après l'opération de la fistule vésico-vaginale : éviter l'action *délétère* de l'urine sur la surface traumatique, et la *distension* de la vessie par l'accumulation de l'urine dans ce réservoir ; de là pour tous l'obligation de mettre une sonde à demeure pour parer à ce double inconvénient. La seule modification apportée par les Anglais au traitement généralement suivi consiste dans la sonde à double courbure de Marion Sims ; la double courbure assure assez bien le maintien de la sonde sans contention aucune.

Nous avons employé cette sonde sur la foi des promesses des auteurs de ce perfectionnement, et nous avons été obligé d'y renoncer, puisque les petits trous qui percent l'extrémité vésicale se bouchent plus facilement que ceux des autres sondes. Il résulte de là la nécessité de la retirer fréquemment et une surveillance de tous les instants ; nous avons dû la remplacer par des sondes en gomme anglaises fixées par les moyens ordinaires.

Mais voici que M. Simon proclame non-seulement l'inutilité de la sonde à demeure, mais encore ses dangers. La modification de son traitement consécutif est radicale, comme on voit ; notre dernière opération était pratiquée depuis long-temps quand fut publié l'ouvrage de ce chirurgien ; nous n'avons aucune expérience personnelle à invoquer ; laissons donc la parole à l'auteur lui-même :

« J'ai pris toutes les précautions indiquées par les auteurs ; « j'ai dirigé moi-même avec patience et persévérance le « traitement consécutif ; j'ai passé des journées et des nuits « au chevet de mes opérées, ne voulant confier à personne « ce soin, et je suis enfin arrivé à la conviction que *la sonde* « *à demeure est inutile et peut devenir dangereuse.* »

Cette conviction repose sur les motifs suivants :

« 1° Une série d'observations et d'expériences m'a dé-« montré que *l'urine n'exerce d'action nuisible ni sur une plaie* « *ni sur une cicatrice récente ; qu'elle n'empêche pas la réunion* « *par première intention et qu'elle ne la détruit pas.*

« 2° Une seconde série de faits m'apprit que *la tension des* « *bords de la plaie, comme elle peut arriver dans la réplétion*

« de la vessie, n'empêche pas la guérison si les bords ont été
« bien préparés et si la réunion en a été faite exactement;

« 3° Que la présence du cathéter dans la vessie exerce une
« action nuisible sur la guérison, car elle excite et entretient
« le ténesme vésical, qui cesse aussitôt que le cathéter a été en-
« levé.

« Ce triple enseignement me fit faire un pas important vers
« la simplification du traitement consécutif.

« Celui-ci est, pour ainsi dire, nul jusqu'à l'enlèvement
« des fils; la série de toutes ces prescriptions minutieuses,
« si pénibles à exécuter par le médecin, à supporter par la
« malade, disparaissent complétement. La malade pourra
« prendre la situation qui lui convient, elle urine aussitôt
« qu'elle en éprouve le besoin, soit dans la situation hori-
« zontale, soit assise ou accroupie sur les coudes et les ge-
« noux. Ce n'est que dans les cas très-rares où les malades
« ne peuvent pas uriner qu'on applique la sonde toutes les
« deux ou trois heures. Le cinquième jour, on essaie d'en-
« lever les fils; ces essais sont renouvelés les jours suivants.
« Le huitième jour, on permet à la malade de se lever, quand
« bien même tous les fils n'auraient pas été enlevés. Pour évi-
« ter les évacuations alvines, qui sont toujours accompagnées
« de ténesme, on ne permet aux malades que peu de nourri-
« ture, mais on leur donnera autant de boissons qu'elles dé-
« sirent en prendre; dans des cas où il survient du ténesme
« vésical, je prescris de la morphine par petites doses d'un
« centigramme au plus; et chaque jour je fais faire plusieurs
« injections vaginales avec de l'eau tiède. »

Ces conseils sont d'autant plus importants, disons-nous,
qu'ils sont appuyés par des guérisons très-nombreuses dont
quelques-unes sont extrêmement remarquables par les dif-
cultés qu'il y a eu à vaincre et les brillants succès qui les
ont couronnées. Ils sont donc à prendre en sérieuse consi-
dération, et, pour notre part, nous nous empresserons de
nous y conformer, avec la persuasion d'en retirer pour les
malades ainsi que pour nous un soulagement très-consi-
dérable.

TROISIÈME OBSERVATION [1].

*Fistule vésico-utéro vaginale superficielle de 15 millimètres
d'étendue. Brides vaginales, utérus immobile, déchirure
du périnée. Première opération qui ne laisse plus qu'un
pertuis fistuleux. Douze cautérisations avec le fer rouge.
Deuxième opération par le procédé américain, insuccès.
Troisième opération; succès.*

Madeleine Stortz, femme Karlen, de Nonnenweier (duché
de Bade), âgée de vingt-neuf ans et habitant Constantine
(Algérie), entre à la clinique obstétricale à la Faculté de
Strasbourg, le 21 août 1858, pour y être traité d'une fistule
vésico-vaginale.

Cette femme accoucha pour la première fois à Nonnenweier en 1851 ; on dut employer le forceps après un travail
qui avait duré trois jours ; enfant mort.

Le 4 décembre 1856 elle accoucha à Constantine à la suite
d'un travail long et pénible, pendant lequel il fut impossible
d'avoir d'autres secours que quelques doses de seigle ergoté,
délivrées par un pharmacien. La tête était restée pendant
cinq heures dans l'excavation au dire de la malade, qui s'en
était assurée en introduisant les doigts dans le vagin.

L'enfant, qui était très-gros, vint mort au monde.

Elle eut des hémorrhagies qui durèrent pendant dix-sept
jours, mais dès le dixième jour elle s'aperçut qu'elle ne pouvait plus retenir les urines.

Un mois après elle entra à l'hôpital de Constantine dans
lequel elle fut traitée sans éprouver d'amélioration dans
son état. On lui conseilla d'aller en France.

Elle se rendit à Marseille, séjourna pendant six semaines
dans l'hôpital de cette ville, on l'envoya à Montpellier où
après un examen attentif, il lui fut dit qu'il n'y avait rien à
tenter pour la guérir. Elle retourna donc à Constantine près
de son mari, resta dans cette ville encore pendant un an,
demandant secours à tout le monde, entre autres à M. le
docteur Ehrmann (actuellement médecin en chef au Mexi-

---

[1] Voy. les deux premières dans la *Gaz. méd. de Strasb.*, avril 1858.

que), qui lui conseilla de se rendre à Strasbourg : elle reprit donc une seconde fois le chemin de la France, arriva dans notre ville, et fut reçue à l'hôpital grâce à la générosité de l'administration et à la recommandation de notre compatriote.

Malgré son infirmité, la menstruation continue à être régulière. Dans la station et le décubitus dorsal l'écoulement de l'urine est continuel, ce n'est que quand elle est assise qu'elle peut retenir son urine pendant quelques instants seulement.

L'état général est bon.

La partie inférieure des grandes lèvres, le haut des cuisses sont couvertes d'ulcérations produites par l'écoulement continuel de l'urine. En écartant les grandes lèvres, on aperçoit à la partie inférieure de leur commissure une tumeur d'un rouge foncé de forme mamelonnée de la grosseur de deux cerises. C'est la muqueuse rectale qui fait hernie à travers le sphincter externe largement déchiré ainsi que le périnée. Le sphincter interne, resté seul intact, suffit à assurer complétement la contention des matières fécales. En touchant par le vagin, on trouve en avant des tissus indurés et fixes ; en arrière et à gauche on sent une ouverture circulaire du diamètre de un centimètre qui n'admet pas le doigt.

On pense d'abord que le col se trouve au delà de cette ouverture dans une arrière-loge du vagin, mais l'examen ultérieur par le spéculum et la sonde utérine ne confirment pas cette supposition qui était fondée sur le peu de longueur du vagin et la difficulté de distinguer par le toucher seul le col utérin au milieu des tissus indurés et irréguliers de la paroi vaginale antérieure.

Le speculum plein, très-facile à introduire en raison de la largeur de l'orifice vaginal, permet de passer en revue les parois du vagin ; maintenu dans sa situation normale, il laisse voir deux fentes qui se joignent presque à gauche sous un angle aigu, la fente inférieure oblique de gauche à droite et de haut en bas est le museau de tanche facile à reconnaître par le mucus épais et clair qui s'en écoule et la sonde utérine qu'elle admet sur une longueur de près de 7 centimètres, l'autre fente, supérieure, oblique de droite à gauche

2

et de haut en bas, longue de un centimètre et demi est la
fistule à travers laquéllé passe avec la plus grande facilité
la sonde introduite dans la vessie. L'ouverture ronde à
gauche du col sentie par le toucher est une ouverture
borgne d'un centimètre de profondeur et entourée d'une
bride cicatricielle.

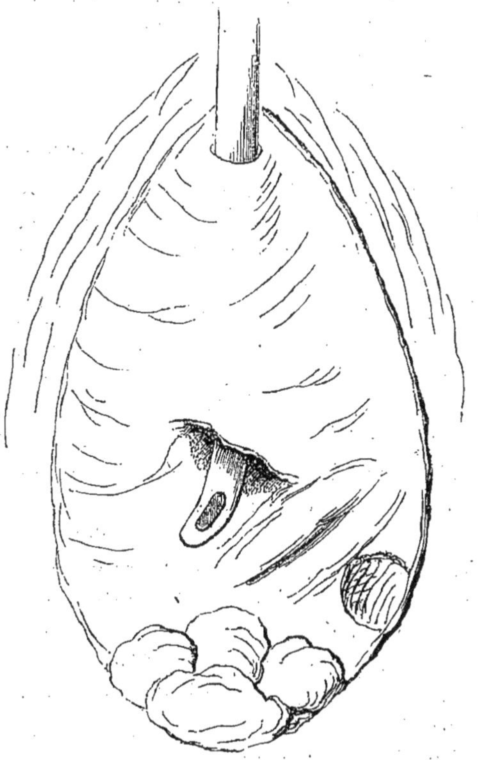

Fig. I.

Les rapports du col utérin avec la fistule sont d'après
cette description et la figure ci-jointe très-facile à apprécier.

Le speculum plein ordinaire dont on se servait pour faire
les explorations étant trop long de moitié, on le coupa en
deux, on ne conserva que le bout inférieur armé de l'em-
bout. Cette modification rendit l'examen plus facile, puisque l'instrument moins long que le doigt permettait de toucher les parties mises à découvert : cet examen démontra

que la matrice ne jouissait d'aucune mobilité et que dès lors
il était impossible de l'attirer à la vulve pour opérer la fistule
à jour.

En présence de cette situation je me préoccupai d'un
moyen pour mettre parfaitement à nu la paroi vaginale antérieure : une dépression énergique de la paroi postérieure
était la seule chose à faire et dans le cas particulier, elle était
rendue possible et même facile par la déchirure périnéale :
je songeais donc à utiliser l'autre moitié du speculum pour
atteindre ce but, et voici ce que je fis :

Je fendis avec une scie le bout supérieur du speculum
dans toute sa longueur au point opposé au manche de cet
instrument, je dépliai ce canal pour en faire une gouttière
large, puis avec un couteau j'arrondis les bords et les
angles.

Fig. II.

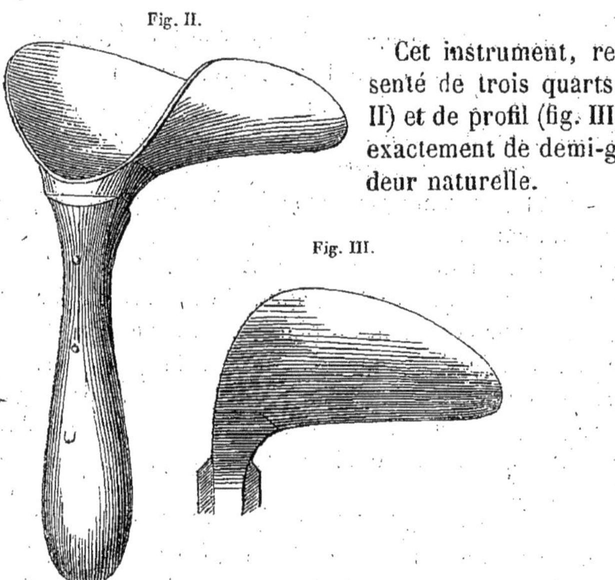

Cet instrument, repré-
senté de trois quarts (fig.
II) et de profil (fig. III), est
exactement de demi-gran-
deur naturelle.

Fig. III.

J'obtins de cette manière un petit speculum univalve très-
court et très-large formant une vraie gouttière parfaitement
apte à déprimer la paroi vaginale postérieure et à écarter
les parois latérales ; à mettre par conséquent à nu aussi
parfaitement que possible et mieux qu'avec tout autre instrument la paroi vaginale antérieure. Afin de pouvoir faire

agir et faire maintenir mieux cet instrument, je fis mettre
au manche une garniture en ébène, afin qu'il pût être aisément tenu à deux mains. Cet instrument me donna un jour
une facilité d'examen et d'opération inespérés : il permit de
toucher en place les parties mises à nu et d'agir sur elles
presque aussi facilement que si elles avaient été à la surface du corps, surtout quand la femme fut placée dans cette
situation que nous avions adoptée dans la première observation.

Toutes les choses ayant été disposées et préparées, la malade fut purgée le 8 octobre, l'opération fut pratiquée à la
clinique obstétricale le 9 octobre 1858, à huit heures et
demie du matin en présence de M. le professeur SCHÜTZEN-
BERGER, de notre collègue M. BOECKEL, agrégé, de M. FELTZ,
interne du service, et d'un grand nombre d'élèves civils et
militaires.

La femme fut placée sur un lit très-élevé et incliné garni
de plusieurs matelas, entre lesquels on plaça une planche
pour éviter qu'ils ne s'affaissent. Le siége dépassa quelque
peu le bord du lit, les cuisses attirées vers le ventre, les
jambes fléchies furent soutenues par des aides, les parties
génitales se trouvèrent de cette manière être la partie la plus
saillante du corps.

La malade fut chloroformée par M. Elser.

Le speculum-gouttière fut appliqué et maintenu par un
aide, une sonde en argent fut placée dans la vessie et tenue
par un autre aide de manière à éloigner la paroi vésicale
supérieure de la paroi inférieure, et non pour abaisser la
paroi vaginale antérieure, qui se trouvait suffisamment saillante pour pouvoir être touchée facilement par les doigts et
les instruments.

On cerna par deux incisions semi elliptiques les deux
bords de la fistule, on disséqua la partie cernée et on en-
leva ainsi d'une seule pièce une auréole d'avivement d'un
centimètre de largeur, dont le centre se prolongeait jusqu'à
la muqueuse vésicale.

Pour passer les fils, je me servis du porte-aiguille courbe
imaginé par M. SÉDILLOT pour piquer le voile du palais d'arrière en avant dans l'opération de la staphyloraphie et dé-
crit dans sa lettre à l'Académie (voy. *Union médicale*,

16 avril 1850, fig. 3). Cet instrument me parut plus facile à manier que l'aiguille à petite courbure dont on se sert souvent; il avait l'avantage de permettre de tirer le fil dès que la pointe avait traversé les tissus, car le chas est placé dans le centre de la petite lance très-courte que forme l'aiguille.

Deux fils furent ainsi placés, ils sortaient à un centimètre environ du bord de la plaie, celui placé à gauche embrassa dans son anse postérieure une partie de l'épaisseur du col : ils parurent maintenir exactement fermée celle-ci, sauf peut-être un point où la muqueuse semblait un peu se renverser en dedans. On verra plus tard que ce scrupule n'était que trop fondé et qu'il est hautement imprudent de laisser quelque chose de douteux dans cette opération : car la nature n'en répare pas les imperfections, elle semble au contraire en profiter pour détruire l'œuvre du chirurgien. L'opération avait duré une heure et demie.

Un tampon de coton fut placé dans le vagin, une sonde fut mise à demeure et la malade fut placée dans son lit.

L'urine s'écoula d'abord rouge par la sonde, mais bientôt elle devint claire. La malade éprouva dans la soirée des envies d'uriner fréquentes, et il sembla que le tampon de coton introduit dans le vagin fût un peu mouillé; on pense que le passage d'un de ces fils a permis ce léger suintement et on compte sur le gonflement pour le faire cesser.

Le 10, le 11 et le 13, état très-satisfaisant sauf un peu d'irritation de la vessie, qui se traduit par de fréquentes envies d'uriner.

Le 14 (5e jour de l'opération), on examine la femme et on trouve la cicatrice bien formée à droite mais pas à gauche, on retire les fils qui sont lâches et qui ne servent plus de rien.

Les symptômes de cystite persistent et font souffrir la malade.

Écoulement d'urine par le vagin.

Du 14 au 18, ce qui domine ce sont les symptômes de la cystite qui nécessite un traitement antiphlogistique et calmant; le 25 elle est examinée. On trouve que l'ouverture constatée le 14 s'est rétrécie, elle est très-petite et ne laisse pas écouler toute l'urine de la vessie : il s'y en accumule la quantité d'un demi-verre. On cautérise avec le nitrate d'argent, on remet un tampon de coton et on replace la sonde ; cet instrument est bien supporté.

Au commencement de novembre M. le professeur Stoltz reprenant le service de la clinique, le traitement de cette malade est dirigé par lui.

Il pratique jusqu'au 20 janvier douze cautérisations avec le fer rouge. Ce moyen n'ayant pas amené la guérison, il se décide le 12 février 1859 à tenter de fermer cette fistule par l'opération : il employa la méthode américaine (avivement large ; suture métallique réunie par des tubes de Galli) que M. Verneuil venait de faire connaître dans la *Gazette hebdomadaire*.

Le 18 (7e jour de l'opération), on remarque de nouveau un écoulement de l'urine par le vagin, qui depuis l'opération avait complétement cessé.

On examina la malade et on trouva qu'un des points de suture avait complétement divisé les tissus et que la plaie non réunie à cette place laissait passer l'urine : on enlève les fils.

On laisse reposer la malade. M. Herrgott reprend le service des accouchements à la fin de mars et y retrouve la malade.

La fistule est réduite à une petite ouverture admettant le stylet aiguillé de la trousse : les bords de la fistule sont rouges.

L'opération est immédiatement résolue : elle est pratiquée le 8 avril. Même position de la malade, emploi du speculum-gouttière de M. Herrgott. Pour ménager les tissus l'avivement est fait par rugination du trajet de la fistule, et par l'enlèvement d'une petite auréole de muqueuse de la largeur de 4 à 5 millimètres. On place des fils d'argent recuit et fin au nombre de trois et on les réunit par des petits plombs percés qu'on aplatit avec une pince plate. Cette petite opération n'a pas duré moins de cinq quarts d'heure, pendant lesquels la malade était chloroformée par M. Elser, elle eut pour résultat d'opérer une réunion très-exacte de la plaie et d'oblitérer parfaitement cette ouverture.

Une sonde est placée à demeure. La malade va parfaitement.

Le 13 (5e jour), on enlève les fils, la plaie paraît réunie très-exactement et cependant le vagin paraît mouillé ;

on suppose que l'urine a filtré le long d'un des fils ; toujours continuation de la sonde à demeure.

Le 14, on retire la sonde pendant une demi-heure ; la femme éprouve une envie d'uriner qui a pour résultat l'expulsion par le canal d'un fort jet d'urine. Il n'en passe pas par le vagin.

Le 16 (8ᵉ jour), on enlève la sonde et on recommande de pratiquer le cathétérisme toutes les heures. Elle est sondée à sept heures du soir, reste jusqu'à quatre heures du matin sans être sondée et sans perdre une goutte d'urine. Le liquide retiré de la vessie est abondant et clair.

Le 18 (10ᵉ jour), la malade se lève, se promène dans la salle sans perdre d'urine.

Le 4 mai, la femme est examinée avec soin dans un moment où la vessie était pleine ; on trouve la fistule parfaitement fermée ne laissant plus de traces des pertuis occasionnés par le fil : immédiatement après l'exploration, la femme rend une très-notable quantité d'urine claire. La femme se lève, se promène dans la cour, se livre à diverses occupations sans éprouver le moindre sentiment d'un écoulement urinaire par le vagin : l'amplitude de la vessie semble de jour en jour faire des progrès.

Enfin le 20 mai, elle demande à s'en retourner en Algérie.

Il lui est recommandé de donner de ses nouvelles dans quelques mois.

Le 9 août, fidèle à sa promesse, elle nous dit que sa guérison ne s'est pas démentie, qu'elle s'est au contraire raffermie et qu'elle est très-heureuse d'avoir été débarrassée de son infirmité à laquelle elle s'était crue pour toujours condamnée.

QUATRIÈME OBSERVATION.

Fistule vésico-vaginale guérie en 1858. Nouvelle fistule en 1860 à la suite d'une couche qui se termine spontanément par la naissance de deux jumeaux. Dix cautérisations avec le fer rouge et la sonde à demeure ; insuccès. Opération par le procédé américain ; succès immédiat.

Justine Grille, parfaitement guérie d'une fistule opérée en 1857 (voy. l'observation, *Gazette médicale de Strasbourg,*

1858 , p. 66), fit une fausse couche de trois mois au mois de janvier 1859. Elle redevint enceinte au mois d'août de la même année et accoucha de deux enfants vivants, le 28 avril 1860, après un travail qui dura onze heures et qui ne nécessita pas les secours de l'art. Un des enfants vint par la tête, l'autre par les pieds. Les couches furent très-heureuses, mais le lendemain déjà on s'aperçut que les urines passaient de nouveau en totalité par le vagin.

Elle entra à la clinique obstétricale, le 6 juillet 1860.

M. le professeur STOLTZ fit, dans le courant des mois de juillet, août et septembre, dix cautérisations avec le fer rouge, et pendant ce traitement plaça une sonde à demeure et maintint la malade au lit. Ce traitement n'eut aucun résultat pour la malade.

A la fin de septembre, quand je repris le service de la clinique, cette malade était dans l'état suivant :

On ne trouve plus que les vestiges des brides cicatricielles qu'on avait remarquées dans le vagin lors de la première entrée à l'hôpital. Ce canal est beaucoup plus mobile et plus souple. Cependant la matrice paraît ne pouvoir être déplacée qu'avec difficulté.

Dans le cul-de-sac vaginal antérieur et fortement à droite on trouve un enfoncement de la muqueuse, au fond duquel se voit une ouverture anormale pouvant admettre une petite sonde de femme : les parois de cette ouverture anormale sont en contact, ce qui explique pourquoi cette femme peut retenir l'urine pendant quelque temps (un quart d'heure) dans certaines positions. Cette circonstance fait penser à la possibilité de la guérison moyennant la cautérisation par le fer rouge : mais le nombre des tentatives pour obtenir la guérison par ce moyen prouve surabondamment son impuissance à triompher de cette affection et la nécessité de l'opération.

Cette fistule, située un peu plus près du col que la dernière, est-elle le résultat de la déchirure du tissu inodulaire d'une des brides dont le vagin était sillonné, ou bien est-ce la dernière fistule qui s'est rouverte par la déchirure du tissu cicatriciel qui la fermait? Cette dernière opinion est la plus probable, et le déplacement de l'ouverture anormale peut parfaitement trouver une explication satisfaisante dans les modifications subies dans le canal vaginal par la grossesse et le passage de deux enfants.

On administre un purgatif à la malade le 27 septembre 1860 ; le 28, de grand matin, on donne deux lavements pour vider complétement le gros intestin.

Il est procédé à huit heures et demie du matin à l'opération en présence des élèves qui suivent la clinique.

La malade est chloroformée par M. Elser. Elle est placée sur le lit élevé et incliné disposé comme dans les observations précédentes.

Les cuisses sont relevées, les jambes fléchies et confiées à deux aides. Le speculum univalve de M. HERRGOTT est placé dans le vagin et confié à un aide intelligent, qui déprime autant que possible la paroi vaginale postérieure. Cette action met à nu la fistule et la fait avancer quelque peu vers l'orifice vulvaire largement béant. De cette manière, la fistule, quoique profondément située dans le cul-de-sac vaginal antérieur, devient très-accessible à la vue et aux instruments. Le vagin, on se le rappelle, avait notablement perdu de sa longueur : la fistule, qui est fortement tendue par le speculum, est circonscrite par deux incisions semi-elliptiques se joignant à angle très-aigu et éloignées de 5 millimètres des bords de cette ouverture. La muqueuse est saisie avec de petites pinces à dents de souris et disséquée en entonnoir avec le ténotome et aussi par de petits ciseaux mousses courbés sur le plat et à manches très-longs : on enlève ainsi d'une seule pièce l'auréole d'avivement ayant 15 millimètres de longueur sur 8 de largeur : au centre se trouve l'ouverture anormale ovalaire mesurant 6 millimètres de longueur sur 2 de largeur.

L'avivement opéré, on absterge la plaie et on attend qu'elle soit presque sèche, puis, avec une aiguille fine de moyenne courbure armée d'un fil de soie double et montée sur le porte-aiguille, on passe dans les bords de la plaie en enfonçant la pointe de l'aiguille à un bon demi-centimétre en avant de l'avivement, un peu en dehors de la limite de l'ouverture anormale, et on fait avec un crochet mousse une contre-pression en arrière de la fistule pour obtenir que le point de sortie de la pointe soit exactement symétrique au point d'entrée : on place un autre fil de la même manière, on passe dans chaque anse de fil un fil de fer recuit très-fin et on les substitue par une simple traction au double fil de soie placé par l'aiguille. On réunit les deux bouts du même fil, on les introduit dans le refouloir ; cette simple petite opération préliminaire maintient parfaitement réunis les bords de la plaie qui forment une ligne. Notre intention avait été d'appliquer à ce cas la double suture de M. SIMON, car les deux fils placés devaient simplement *rapprocher* les bords de la plaie qui devaient être *réunis* par de nouveaux fils ; mais, en présence de ce résultat, il parut inutile d'ajouter un fil superficiel au milieu et deux autres et en dehors des premiers pour maintenir une réunion qui était très-exacte. Chaque anse est maintenue, réunie par un grain de plomb percé qu'on aplatit avec une pince mousse en attirant les fils pendant qu'on applique modérément les grains de plomb avec la pince plate destinée à les écraser.

On place une sonde à demeure et on recommande de faire des injections *vaginales* toutes les heures. On ne met pas de tampon, dont l'utilité nous a paru fort problématique.

L'opération dura une heure.

Le soir, pas de réaction, pas de douleur dans les parties génitales: urines claires, abondantes, aucune trace de suintement par le vagin.

Le 29 (2ᵉ jour), apyrexie complète, la malade a mal dormi, son lit, disait-elle, était trop mal fait. Point de douleur aux parties génitales externes et profondes, point d'écoulement. Ce matin la sonde ayant été momentanément bouchée par un caillot, elle a senti un vif besoin d'uriner, qui a été dissipé par le nettoiement de la sonde et l'évacuation de l'urine.

Du 30 septembre au 5 octobre, rien de particulier : la sonde est toujours bien supportée, le vagin est sec.

Le 6 octobre (9ᵉ jour de l'opération), on examine la malade, elle croit qu'hier il s'est écoulé quelque chose par le vagin. Les fils sont trouvés bien en place, ils sont un peu lâches et ont produit dans leur trajet une légère ulcération qui avait occasionné un peu de suppuration; c'était là ce qui s'était écoulé par le vagin.

On enlève les fils, on éponge très-exactement la plaie, celle-ci est trouvée réunie et ne laissant pas passer le moindre écoulement, ni la moindre humidité. La malade est considérée comme guérie. Cependant on n'ose pas encore renoncer aux moyens de précaution, consistant à laisser une sonde à demeure et la malade couchée dans son lit.

On fait dans le vagin des injections avec de l'eau et du vin.

Le 16 (19ᵉ jour), on enlève la sonde pendant la visite, et après celle-ci, qui a duré près d'une heure, on pratique le cathétérisme et on en retire un demi-verre d'urine.

Le vagin est resté sec.

On enlève la sonde pendant la journée et on pratique le cathétérisme toutes les heures, la sonde est replacée pendant la nuit.

Le 17, la fréquente introduction de la sonde dans le canal a rendu celui-ci très-sensible. On laisse la malade sans sonde et on lui recommande d'uriner toutes les heures : ce qu'elle fait non sans appréhension de voir le vagin se mouiller de nouveau. Cette crainte n'est heureusement pas réalisée.

Le 20, la femme se lève, se promène, mais par précaution va uriner toutes les heures environ.

Le 25, la malade ne prend plus aucune précaution, et les besoins d'uriner sont attendus pour uriner, elle remarque que de jour en jour ils sont plus éloignés : elle ne se lève que deux fois pendant la nuit, encore est-ce par crainte plutôt que par besoin d'uriner.

Le 6 novembre elle est examinée de nouveau au speculum : on ne trouve qu'une ligne presque imperceptible et deux ou trois points un peu rouges (traces des fils).

Elle urine pendant la journée toutes les trois ou quatre heures, pendant la nuit deux fois.

Le 9, La malade est de nouveau examinée. M. le professeur Stoltz constate la parfaite guérison de la malade, qui s'en retourne dans son pays,

Le 24 décembre, M. le docteur Benoît, médecin de la malade écrit :

« Justine Grille, va parfaitement bien, les fonctions vési-
« cales sont rétablies dans leur intégrité parfaite. »

J'ai vu la malade il y a quelques jours (septembre 1863), elle va très-bien.

CINQUIÈME OBSERVATION.

Deux fistules vésico-vaginales, l'une pouvant admettre le doigt, l'autre une sonde. Une seule opération par le procédé américain. Dix fils métalliques. Guérison immédiate.

La nommée Madeleine Lisz., femme Henrly, de Dinsheim (canton de Molsheim), âgée de trente et un ans, petite, délicate, blonde, réglée toutes les cinq semaines, quelquefois toutes les six semaines, est accouchée en septembre 1855. La tête resta dans l'excavation pendant seize heures; enfin elle fut expulsée, l'enfant était mort. Peu de jour après l'accouchechement elle s'aperçut qu'elle ne pouvait plus garder les urines, elle entra à l'hôpital en mai 1856. On reconnut l'existence d'une grande fistule vésico-vaginale : elle fut opérée, mais elle ne fut pas guérie, cependant elle gagna de pouvoir conserver les urines dans la position assise pendant plusieurs heures, au point de ressentir le besoin d'uriner et de pouvoir conserver dans la situation assise jusqu'à un demi-verre d'urine; dès qu'elle se levait toute l'urine s'écoulait.

Depuis 1856 elle accoucha trois fois, deux fois facilement d'enfants qui vivent encore, la dernière fois en juin 1861. Cette fois l'enfant présenta le tronc, on fit la version et on amena un enfant mort; l'opération fut facile ainsi que l'extraction de l'enfant.

On vint me consulter à la fin de janvier 1862, quelques jours après la dernière époque menstruelle; je constatai alors par le toucher :

1° Que le vagin était court et lâche;

2° Que sur la paroi antérieure et sur le côté droit de ce canal existait une dépression au sommet de laquelle on trouve une ouverture ronde qui admet le doigt; cette circonstance rend inexplicable en ce moment la faculté qu'à cette femme de conserver les urines dans la position assise.

Cette femme est installée dans la maison de santé de Sainte-Barbe, et là il est procédé à un nouvel examen des parties, moyennant le speculum plein, mon speculum-gouttière et le toucher.

Le vagin est trouvé long de 7 à 8 centimètres, depuis le bulbe uréthral jusqu'à l'orifice du col; celui-ci, très-court, n'est plus représenté que par deux bourrelets séparés par une large échancrure.

A 4 centimètres en arrière du bulbe nous trouvons une ouverture circulaire sur la ligne médiane, dont nous n'avions pas constaté l'existence par le toucher, elle se confondait dans les plis transversaux de la paroi vaginale antérieure; sur le même plan, mais à 2 centimètres à droite nous trouvons la fistule dont le toucher nous avait révélé l'existence; à la vue cette ouverture paraît plus petite qu'elle n'avait semblé être au toucher, elle est remplie par un bouchon rouge tomenteux qu'avec un stylet on enfonce facilement dans l'ouverture à travers laquelle elle fait hernie : c'est la paroi supérieure de la vessie qui, appliquée sur cette ouverture, y a végété au point de constituer un véritable bouchon, lequel dans la position assise s'applique comme une soupape dans l'ouverture inférieure, puis s'en retire dans la station pour laisser écouler le contenu accumulé pendant la situation assise.

En examinant les parties avec le speculum univalve, qui déprime énergiquement les parois vaginales postérieures et latérales, et en ayant soin de placer le siége de la femme très-haut, on met à nu plus exactement encore la paroi vaginale antérieure et on apprécie mieux les rapports des parties et la situation exacte des ouvertures artificielles. On ne trouve aucune trace cicatricielle qui va d'une fistule à l'autre.

En introduisant dans le canal de l'urèthre une sonde de femme, on la fait sortir alternativement par l'une ou l'autre des ouvertures anormales, et on constate, en refoulant le bouchon de la muqueuse vésicale, que la grande fistule située sur le côté droit est à peu près ronde et mesure plus d'un centimètre de diamètre. En abaissant fortement le speculum univalve, on donne à la paroi vaginale antérieure une direction presque verticale, et en inclinant le speculum à droite et à gauche, on passe en revue toute cette paroi et on constate que grâce à cet instrument on peut toucher très-facilement toute cette surface qui, poussée de haut en bas par la pression abdominale, devient superficielle; on constate de nouveau que le vagin est très-mobile, très-lâche à l'entour de la grande fistule, plus dense, plus serré autour de la petite.

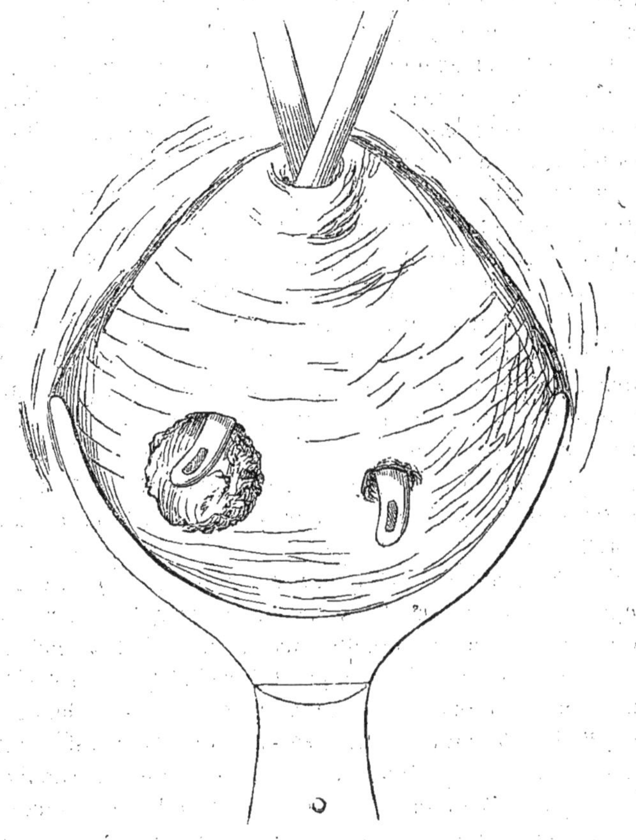

Fig. IV.

Afin d'apprécier mieux encore la situation des parties et la facilité de les mettre à découvert, on met la femme sur les coudes et les genoux, le speculum univalve est confié à un aide qui le soulève fortement, la paroi vaginale antérieure est mise à découvert avec la même facilité. Dans cette position la muqueuse végétante, herniée par la grande fistule, ne sort que pendant les efforts que fait la femme, mais hors cette différence nous ne trouvons aucun avantage dans cette situation pour la mise à découvert des parties.

On prescrit un bain entier pour le 3 février, des bains de

siége quotidiens pour atténuer l'irritation chronique de la vulve et des cuisses, qui est le résultat de l'écoulement continuel de l'urine sur ces parties depuis sept ans. Voulant faire coïncider le moment de l'opération avec le milieu de l'époque intermenstruelle, qui arrive à peu près le 8 février, on prescrit une bouteille d'eau de Sedlitz pour le 7 février au matin; ce purgatif produit huit selles dans la journée et encore une dans la nuit.

Le 8, au matin, on administre à la femme un lavement évacuant, enfin elle ne prend ce jour qu'une soupe vers neuf heures; elle est mise à l'usage de la tisane de chiendent.

A deux heures il est procédé à l'opération, en présence de MM. RUMBACH, interne, LAUTH et G. HERRGOTT, élèves en médecine, Mlle SIEGEL, sage-femme en chef de la clinique obstétricale, et de M. Elser qui veut bien se charger de la chloroformisation, la malade ayant demandé avec instance le bienfait de l'anesthésie.

La malade est placée en face d'une fenêtre bien éclairée sur un lit de sangle assez élevé pour que le siége se trouve à la hauteur de la tête de l'opérateur assis sur une chaise; la malade est placée sur un plan incliné de manière à élever le siége par rapport au tronc, situation très-importante, je dirai presque capitale quand on opère la malade couchée sur le dos, dont nous avons déjà fait ressortir les avantages. Quand on déprima la paroi vaginale postérieure avec les doigts ou avec le speculum, la paroi vaginale antérieure, naturellement abaissée par le défaut de résistance, qui résulta de la dépression de la paroi postérieure, vint s'offrir en entier au-dessus de la concavité du speculum-gouttière et se présenter dans une situation très-superficielle, puisque les parois vaginales étaient souples et exemptes de brides cicatricielles qui déforment si souvent ce canal lorsqu'il existe des fistules vésico-vaginales. La dépression du speculum mettait à nu toute la paroi vaginale antérieure et laissait voir en même temps les deux fistules chacune à l'extrémité de la courbe décrite par le spéculum; en inclinant cet instrument à gauche ou à droite, on mettait successivement dans le centre du speculum, tantôt la grande, tantôt la petite. Ainsi que nous l'avons dit plus haut, ces explorations et ces manœuvres avaient déjà été essayées antérieurement à plusieurs reprises pour bien se rendre compte de la situation exacte des parties et de l'accès plus ou moins facile dont elles étaient susceptibles. Le vagin avait, à la suite de trois accouchements, recouvré sa flaccidité primitive, ce qui était pour le manuel opératoire et le pronostic une circonstance favorable.

L'appareil instrumental se composait comme suit :

1° *Notre speculum univalve court* que nous avons fait construire en 1858 pour notre deuxième opération.

2° *Un scalpel fin convexe.*

3° *Pinces à branches longues* et à dents de souris.

4° *Ciseaux à longs manches* et à petites lames droites et courbées sur le plat et sur le tranchant ; nous n'avons pas jugé nécessaire de faire confectionner les ciseaux spéciaux de BOZEMANN et BACKER-BROWN.

5° *Un certain nombre d'éponges petites*, montées sur une tige, pour absterger les parties profondes.

6° *Plusieurs aiguilles courbes*, garnies d'une anse de fil, et un porte-aiguille. Lors de l'exploration de la malade nous avions été préoccupé de la courbure et de la longueur à donner aux aiguilles nécessaires à la suture, car nous avons été témoin plusieurs fois des embarras causés par une longueur insuffisante ou trop grande et une courbure non suffisamment adaptée aux lieux ; comme dans notre pensée le même appareil instrumental ne peut pas convenir à toutes les opérations, qu'il est nécessaire par conséquent d'adapter les instruments à chaque cas particulier, nous avions étudié avec un morceau de fil de laiton les courbures et la longueur des aiguilles qui pouvaient le mieux convenir: nous nous sommes arrêté à des aiguilles longues de **20** millimètres, ayant un quart de cercle d'une circonférence d'un rayon de 18 millimètres, que M. Elser voulut bien nous confectionner ; ces petits instruments très-fins et surtout parfaitement piquants, marchèrent très-bien ; ce temps de l'opération quelquefois si difficile en fut singulièrement facilité, car maître complétement de l'aiguille nous la fixions et nous la faisions sortir rigoureusement à la place désignée d'avance, grâce à un petit *crochet mousse*, 7e instrument de la plus grande nécessité, car il sert non-seulement à ramener les fils, à les démêler mais il déprime les parties dans lesquelles passe l'aiguille et marque le point où la pointe doit sortir ; il remplace pour nous la petite fourchette mousse, recommandée par MARION-SIMS (FOLLIN, p. 17).

8° *Fils en fer recuit très-fins* préalablement redressés, coupés de longueur et munis d'une petite anse à l'une des extrémités.

9° *Grains de plombs percés*, tubes de Galli.

10° *Refouloir*, tige à manche munie d'une petite plaque perpendiculaire à la tige et percée d'un trou à laisser passer les fils

11° *Pince à aplatir* les grains de plomb pour les fixer.

12° *Sonde en S en argent* et *sondes en gomme*.

Opération. La malade ayant été placée sur le lit dans la situation indiquée plus haut et chloroformée jusqu'à résolution complète, le speculum univalve fut introduit et maintenu exactement par M. RUMBACH, les cuisses furent fortement fléchies sur l'abdomen, sans être écartées.

La fistule située à droite, la plus importante, devant être opérée la première, on inclina de ce côté le speculum de manière à la faire paraître au centre de l'instrument, la muqueuse vésicale, qui faisait une saillie de 15 millimètres, fut réduite avec le doigt ; puis avec le petit scalpel je fis à 12 millimètres au moins du cercle de l'orifice fistuleux une incision comprenant l'épaisseur de la muqueuse ; afin de rendre cette incision aussi régulièrement concentrique que possible à l'ouverture fistuleuse, la partie antérieure de la muqueuse vaginale fut maintenue à l'état de tension exacte par le doigt d'un aide. Vers l'extrémité droite du diamètre transversal, l'incision s'éloigna un peu de la fistule de manière à la rendre semi-ovalaire, afin de préparer par le rapprochement des bords une réunion exactement linéaire et d'avoir aux angles une auréole d'avivement, par conséquent de contact cicatriciel plus épaisse ; c'est par les angles que l'urine a ordinairement le plus de tendance à s'échapper. La ligne semi-ovalaire fut tracée en-dessous de la fistule avec la même précaution ; nous pouvions par ce simple tracé déjà apprécier quelle serait la surface en contact ; voyant que du côté gauche, ou plutôt à la ligne médiane, l'auréole d'avivement de la première fistule allait se confondre avec celle de la seconde, nous traçâmes la ligne de manière à obtenir pour les deux fistules une même ligne cicatricielle d'occlu-

sion ; la seconde fistule fut donc cernée comme la première
ou plutôt les deux renfermés dans la même auréole d'avivement, qui prit la forme d'un ovoïde, comme le représente
la figure ci-dessous n° V.

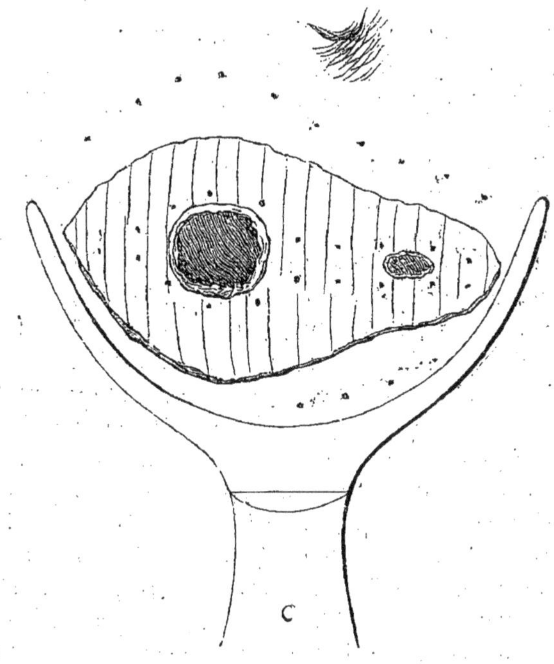

Fig. V.

La dissection de la muqueuse fut faite avec soin et len-
teur et elle fut enlevée en deux morceaux, le liséré de la
muqueuse vésicale fut respecté.

Cette partie de l'opération minutieuse et délicate fut rendue facile par l'attention des aides à tenir le speculum dans
une direction parfaite et à tendre exactement sous le scalpel
la muqueuse vaginale. Nous regardons comme une chose
excellente, au point de vue de la facilité de l'opération et de
la garantie de son succès, la précaution d'enlever la muqueuse tout d'une pièce en avant et en arrière.

L'avivement achevé, la petite hémorrhagie qui en résulta
fut arrêtée par de simples abstersions avec les petites éponges. Le placement des fils, ce second temps de l'opération,
si difficile et si délicat d'ordinaire, avait été facilité par la

disposition spéciale qui avait été donnée à la courbure de l'aiguille.

On commença par l'extrémité droite, et ce premier fil fut placé à environ 1 centimètre du bord de l'incision ; on pénétra avec l'aiguille de haut en bas et d'avant en arrière, la pointe de l'aiguille sortit, comme nous l'avions désiré, un peu au-dessus du long diamètre de l'auréole avivée, elle fut replongée de la même manière, c'est-à-dire d'avant en arrière à un millimètre au-dessous de son point d'émergence et la pointe fut dirigée d'une part par le porte-aiguille, d'autre part, par le petit crochet, de façon à sortir à environ 1 centimètre en arrière du bord de l'avivement.

Un second fil fut placé à peu près de la même manière, à 5 millimètres du premier ; ces deux fils ne passaient pas devant l'ouverture fistuleuse mais à droite d'elle.

Le troisième fil fut placé de même, mais il vint sortir à 1 millimètre en avant de l'ouverture fistuleuse et près de la partie droite de la circonférence : il fut plongé dans la lèvre postérieure d'avivement avec la même précaution et sortit de même à 1 centimètre du bord. Chaque fois que le fil de soie double que portait l'aiguille avait passé dans les deux lèvres, on accrocha à l'anse de ce fil, le petit crochet aplati du fil métallique qui se trouvait ainsi substitué avec la plus grande facilité au fil de soie. Neuf fils furent ainsi successivement placés jusqu'à l'extrémité gauche de l'auréole avivée ; et au fur et à mesure du placement de chaque fil, celui-ci fut confié avec les autres à un aide.

Après le placement des fils on les rangea par ordre moyennant le petit crochet mousse et alors, saisissant les deux extrémités de chaque fil, on les engagea dans le refouloir afin de juger par cet essai de l'exactitude du rapprochement.

Il sembla qu'entre le cinquième et le sixième fil il y avait une surface avivée, non exactement rapprochée et alors on passa d'un seul coup un dixième fil, dans les deux lèvres rapprochées de la plaie et la coaptation des bords parut alors très-exacte.

Cette coaptation fut faite avec le refouloir, après lequel il fut glissé sur chaque fil double formant une anse, un petit grain de plomb qui fut écrasé avec une pince plate après qu'on se fut assuré que la réunion avait été très-exacte.

Cette opération fut répétée pour les neuf autres fils. Elle fut si exacte que nulle part on ne vit de surface avivée et que les bords de la plaie d'avivement se trouvèrent confondus en une ligne très-fine (voy. fig. ci-dessous n° VI).

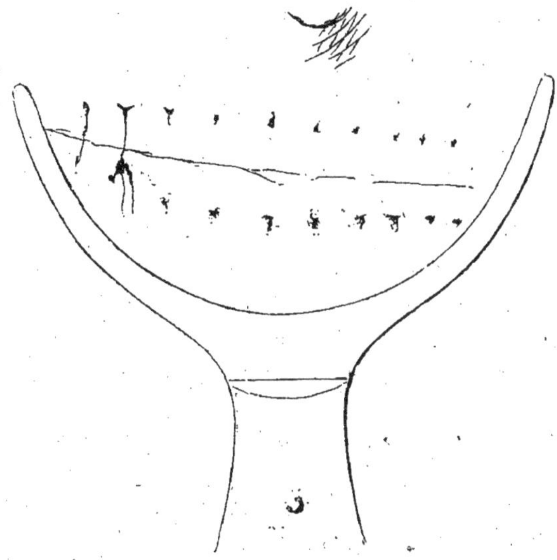

Fig. VI.

Les bouts de fil furent réunis en un faisceau et ployés de façon à être dans l'axe du vagin et à ne pas frotter contre le lit, et abandonnés sans autre précaution.

Une sonde métallique en S fut placée dans la vessie et la malade fut mise dans son lit, avec un urinal entre les cuisses pour recevoir l'urine devant s'écouler par la sonde ; elle se réveilla après un sommeil de plus de neuf quarts d'heure, car l'opération avait duré environ deux heures.

La femme à son réveil eut quelques vomissements ; on lui prescrivit de l'eau sucrée.

Le soir, à sept heures, la femme se plaignit de ne pouvoir supporter la sonde métallique ; on la remplaça par une sonde en gomme anglaise, qui assurait l'écoulement parfait de l'urine.

On prescrivit une potion gommeuse avec 3 centigrammes d'ext. théb. Cette potion fit vomir pendant la nuit.

Le 9 (2e jour), la malade va assez bien, quoiqu'elle n'ait pas dormi, elle ne souffre aucunement dans le vagin ni dans la vessie, l'écoulement de l'urine se fait bien par la sonde, le vagin est parfaitement sec ainsi que les linges placés sous la malade.

On prescrit de l'eau de graine de lin légère, des potages. — La journée est bonne et la nuit est meilleure que la dernière, mais la malade a encore vomi la potion opiacée.

Le 10 (3e jour), l'opérée va très-bien, la sonde est remplacée par précaution. Régime un peu plus nourrissant : une pilule de 2 centigrammes d'ext. théb. le soir.

Le 11 (4e jour), l'opérée va bien, le vagin continue à être très-sec; la sonde est remplacée.

Le 12 (5e jour), même état, même régime.

Le 13 (6e jour), la journée, la nuit ont été bonnes, mais la sonde s'est dérangée et on remarque un peu d'humidité sur le drap qui est sous la malade ; on replace une autre sonde par laquelle l'écoulement régulier de l'urine est assuré.

Le 14 (7e jour), journée et nuit bonnes, la malade est au sec. Même régime.

Le 15 (8e jour), la sonde s'est encore dérangée et il y a eu sous la malade un peu d'humidité.

On examine pour la première fois les sutures. Le vagin n'est pas rouge, les fils n'ulcèrent pas les tissus, les anses ne sont pas lâches, mais on remarque dans le vagin une légère humidité sanguinolente, qu'on attribue au tiraillement que le speculum a exercé sur les sutures; on replace une nouvelle sonde.

Le 16 (9e jour), la malade continue à bien aller, point d'humidité sous elle.

Le 17 (10e jour), on procède à l'enlèvement des sutures; on place la malade sur le lit de sangle comme pour l'opération, on applique le speculum univalve, puis on délie le faisceau des fils, on les range par ordre moyennant le petit crochet mousse, qui est glissé dans chaque anse derrière le grain de plomb; on coupe avec des ciseaux à côté du petit crochet le fil soulevé et isolé par lui, puis le crochet repousse en arrière le bout inférieur de l'anse, afin d'en faciliter l'extraction par un peu de redressement de sa courbure.

Cette petite manœuvre produit l'effet désiré, les fils sont tous enlevés dans l'ordre suivant lequel ils avaient été placés, c'est-à-dire en commençant par la droite et en finissant vers la gauche.

Pendant cette opération on ne voit sourdre nulle part d'humidité, cependant le vagin n'est pas aussi sec qu'il devrait l'être.

Débarrassée de tous les fils, la paroi vaginale put être examinée avec soin : on trouva une raie blanchâtre transversale, trace des bords rapprochés des deux lèvres vaginales avivées; la cicatrice est si parfaite qu'on n'aperçoit pas même la ligne rouge qui devrait l'indiquer. Au-dessus, c'est-à-dire en avant, et au-dessous, en arrière de cette ligne blanchâtre, on voit dix lignes perpendiculaires, à la première ligne transversale, ce sont les traces des fils qui sur certains points sont longues de 6 millimètres, rouges et saignantes, les unes un peu plus longues, plus profondes, plus larges, les autres plus courtes, plus superficielles, plus étroites; par l'attouchement avec le stylet ou le doigt, les traces ulcérées des fils saignent un peu ; pendant l'examen au speculum on ne trouve nulle part de suintement, cependant à la fin de l'examen on trouve que le léger écoulement sanguin qui s'est écoulé est *très-séreux*. On cautérise les traces de quelques fils au crayon de nitrate d'argent, on fait une injection d'eau, et on remet la sonde en place. Dans la journée la femme a eu une selle très-solide, suivie de deux autres selles liquides, ces deux précédés de lavements ; pendant l'effort de défécation, la femme *s'est un peu mouillée* et la sonde a été expulsée; elle est replacée plus tard et fixée avec soin.

Le 18 (11e jour), la femme va bien, elle est au sec.

Le 19 (12e jour), examen de la femme au speculum : les ulcérations des fils sont en voie de cicatrisation. — La sonde est enlevée pendant quelque temps (un quart d'heure environ), puis on laissa la femme couchée dans son lit, on la sonde et on retire de la vessie environ 60 grammes d'urine. On fait lever la femme et on recommande de la sonder toutes les demi-heures.

Le soir, je trouve la femme désespérée, les urines n'ont pu être gardées, écoulement presque continuel, dans la marche, la station et la situation assise et couchée.

On remet une sonde en place.

Le 20 (13ᵉ jour), la nuit a été agitée (l'inquiétude et la crainte de voir l'insuccès de l'opération ont été la cause de son insomnie) : la sonde a été dérangée et la femme a été mouillée assez fortement sous elle.

Elle est placée en travers sur le bord de son lit, tourné vers la fenêtre et sur un plan très-incliné afin de permettre un examen rigoureux des parties et de se renseigner sur l'ouverture qui peut donner issue à l'urine. Le speculum plein ne permettant qu'un examen insuffisant, on applique le speculum-gouttière comme pour l'opération et on passe en revue toute la longueur de la suture en vérifiant chaque trace de fil en avant et en arrière de la ligne cicatricielle ; une sonde pleine est aussi introduite dans la vessie pour en abaisser la paroi postérieure. On constate encore une fois la régularité de la réunion transversale ; mais en examinant avec soin et avec un stylet fin toutes les traces des fils, on trouve dans le trajet postérieur du quatrième fil un petit pertuis ou plutôt deux petits pertuis séparés par un petit pont membraneux de 2 millimètres d'étendue, qui paraissent laisser suinter de l'urine ; on cherche à insinuer un stylet dans ces pertuis, celui situé à la partie la plus reculée admet l'extrémité du stylet, qui pénètre de quelques millimètres seulement ; l'examen des autres pertuis fait avec le même soin conduit à un résultat complétement négatif.

On replaça la malade dans son lit avec une sonde à demeure ; la femme depuis ce moment ne perdit plus d'urine par le vagin, elle eut plusieurs accidents indépendants de la fistule. Mais le 28, 21ᵉ jour de l'opération, on retira la sonde ; la femme put retenir ses urines dans quelque position qu'elle se plaçât ; et à dater de ce jour elle se considéra comme guérie. Le 9 mars elle s'en retourna chez elle bien heureuse d'être débarrassée de sa dégoûtante infirmité. Elle m'écrivit le 30 mars pour me dire qu'elle allait parfaitement bien.